MANEJA TU VIDA
COMIENDO BIEN.

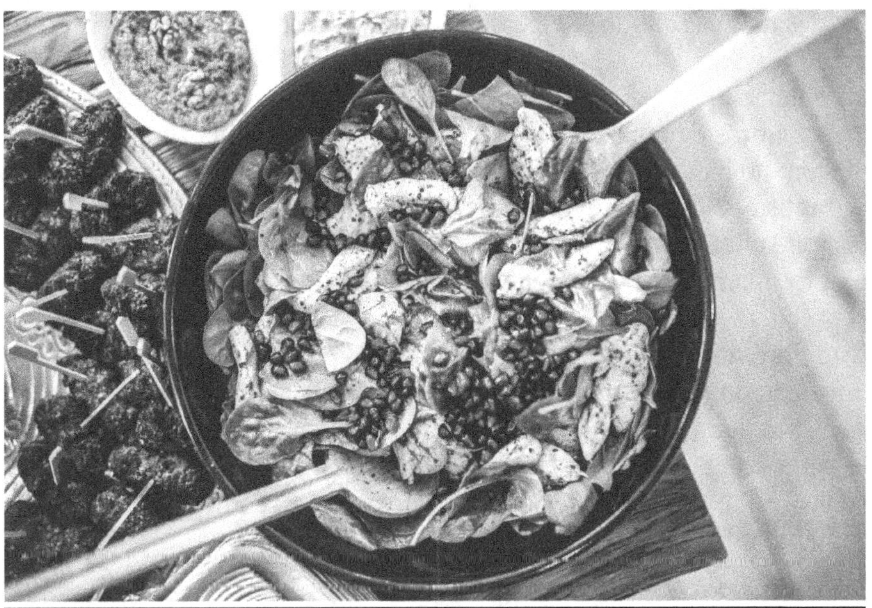

- 1 VISITA NUESTRA WEB: CAMBIOCLIMATIC.COM

- 2 -

Términos y condiciones

AVISO LEGAL

El editor se ha esforzado por ser lo más preciso y completo posible en
la creación de este informe, sin perjuicio de que no
Garantiza o declara en cualquier momento que los contenidos
incluidos son precisos.

1

debido a la naturaleza rápidamente cambiante de Internet.
Si bien se han hecho todos los intentos para verificar la
información proporcionada en
esta publicación, el editor no asume ninguna responsabilidad por
errores,
omisiones o interpretación contraria del tema en este
documento. Alguna
los desaires percibidos de personas, pueblos u organizaciones
específicas son
involuntario.
En los libros de consejos prácticos, como en cualquier otra cosa en
la vida, no hay
Garantías de ingresos realizados. Se advierte a los lectores que
respondan en su
propio juicio sobre sus circunstancias individuales para actuar en
consecuencia.
Este libro no está destinado a ser utilizado como fuente de
información legal, comercial,
Asesoramiento contable o financiero. Se aconseja a todos los
lectores que busquen servicios
de profesionales competentes en las áreas legal, comercial,
contable y financiera
campos.
Se le anima a imprimir este libro para facilitar su lectura.

- 3 -

Tabla de contenido

Bajar de peso comiendo bien
Capítulo 6:
Comer bien no es lo único
Capítulo 7:
Gestión de alimentos, familiares y amigos
Capítulo 8:
Tus motivaciones para comer bien
Capítulo 9:
Cómo no volverse obsesivo con la comida
Correcto
Capítulo 10:
Comer bien y manejar su vida

- 4 -

Introducción

¿Está comiendo solo para abrir el apetito o para saciar su gusto? brotes? ¿O estás comiendo para tener un mejor control de tu vida?

En este libro electrónico, vemos cómo puede hacer que su vida sea mucho más óptima.

solo asegurándose de comer bien.

- 5 -

Capítulo 1:

Por qué enfrentamos problemas de salud hoy

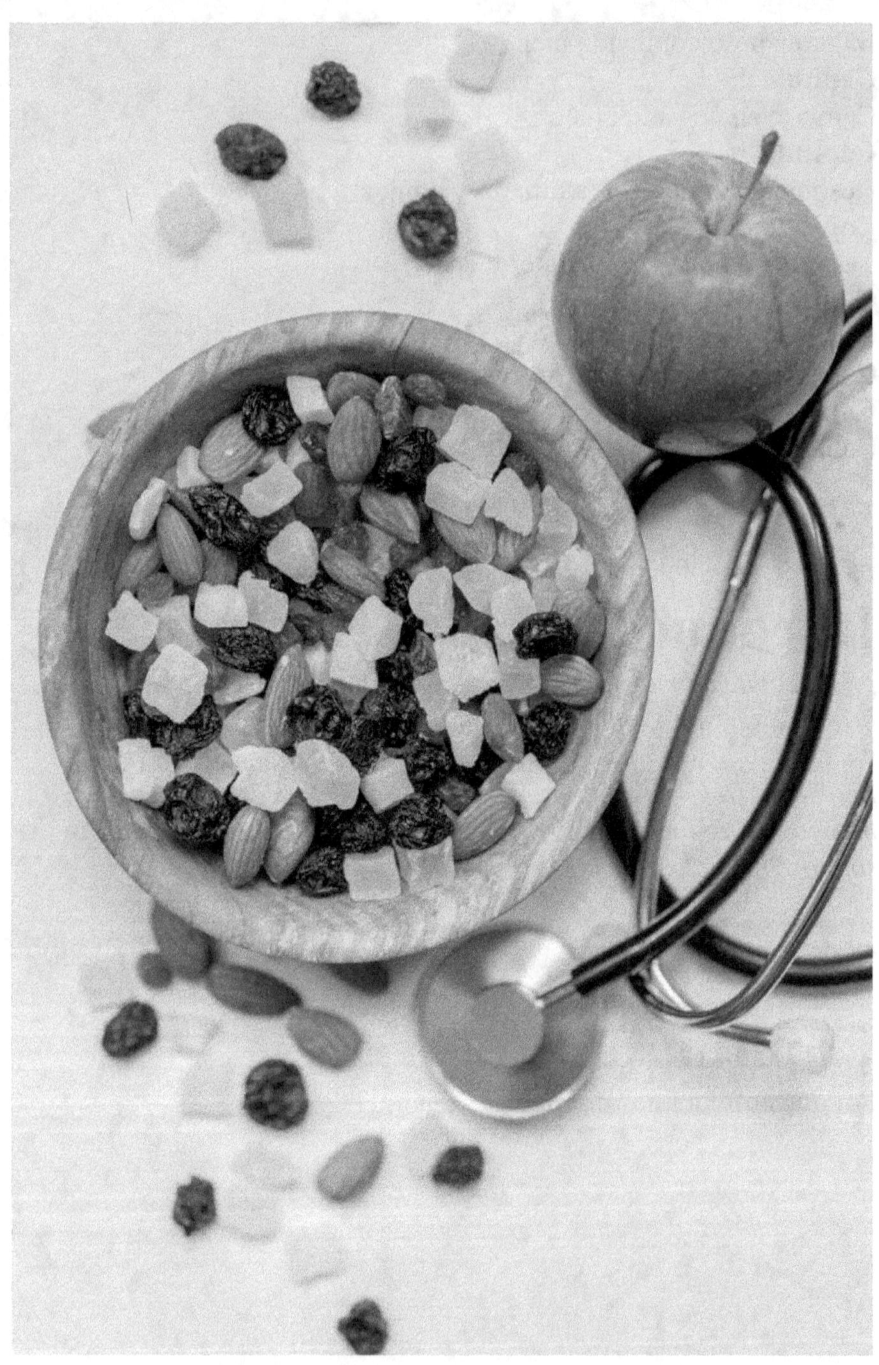

- 6 -

Resumen

*El mundo es mucho más insalubre de lo que era hace dos décadas. Mucho de esto
se atribuye al cambio de hábitos alimentarios de las personas.*

- 7 -

Por qué enfrentamos problemas de salud hoy

Hace una generación, la gente no soñaría con recoger lo que sea
paquete de comida chatarra que podían conseguir al principio para
alimentarse la cara.

Hoy, lo hacemos de manera muy casual. "Tengo hambre" por lo
general significa "yo
quiere una hamburguesa o una salchicha, probablemente con
patatas fritas a un lado
y una cola ". "Salgamos y festejemos" significa "Salgamos y
bebamos
hasta que no podamos levantarnos por nuestra cuenta e intercalar
las bebidas con
mucha comida china aspirante cargada de sintéticos que podemos
conseguir ". Y yo
estoy a dieta "significa" Estoy tomando una píldora químicamente
que matará mi
hambre y privar a mi cuerpo de vitaminas ".

Realmente no es de extrañar que estemos enfrentando tantos
problemas de salud
hoy dia.

Nuestra salud es un indicador de lo que comemos. La lamentable condición de que

viven en no es un problema individual; es un problema global. los el mundo en su conjunto está comiendo mal. Solo revise estos datos: 6 en

de cada 10 personas en los EE. UU. tiene sobrepeso, y el número va a

ser 8 de cada 10 personas para cuando llegamos a 2015. EE. UU., el país más grande

economía mundial, está gastando cerca de $ 147 mil millones al año en

atención médica debido a diversos problemas relacionados con la obesidad. Y esta situacion es

cierto con la mayoría de las llamadas naciones desarrolladas del mundo.

Ahora, si solo considera este hecho, piense cuánto más ricos son los EE. UU.

hubiera sido si no tuviera que lidiar con este problema. Los Estados Unidos

las reservas tendrían aproximadamente $ 150 mil millones más cada año, lo que

podría haber utilizado con fines de desarrollo. Probablemente, habría

han sido más escuelas y universidades (sabemos que siempre hay una

- 8 -

escasez de ellos), se están realizando más trabajos de investigación, el estilo de vida de

la gente podría mejorar y mucho más. Con esa cantidad de dinero, EE. UU. podría alimentar a 3 países del tercer mundo en África cada año

y librarlos de todos sus problemas alimentarios.

¿De verdad estamos pensando en esto? No lo somos. Incluso mientras estás leyendo

este eBook, probablemente tenga un paquete de Frito Lays al lado. Hacer

sabes que ese paquete, que está llenando tu estómago con algo de las sustancias químicas más tóxicas conocidas por los humanos, podrían haber alimentado a un
niño demacrado en Ruanda?
Pero no se trata solo de ser filantrópico. También se trata de nosotros mismos.
Sí, tenemos que ser egoístas. Con cifras de salud tan alarmantes, ¿no
estamos llamando a la perdición sobre nosotros? Definitivamente no estamos comiendo bien. Lo que
exceso de equipaje que trae - la obesidad y la salud variada problemas a su paso, tenemos que estar preparados para ello.

- 9 -

Capitulo 2:

La solución

- 10 -

Resumen

Sí, hay motivo de alarma. Nuestros hábitos alimenticios nos están sumergiendo en
desesperación. Pero aún no todo está perdido. Todavía podemos apretarnos el cinturón y mirar
para soluciones.

- 11 -

La solución

Hasta ahora nos hemos equivocado horriblemente con nuestros hábitos alimenticios. A menos que tomemos
balance de la situación y tomar el asunto en nuestras propias manos, las cosas son
no va a mejorar.

Lo primero es la conciencia. Tenemos que aprender para qué alimentos son adecuados
nosotros y lo que no. Tenemos que volver a la escuela (no literalmente, de
curso) y comprender cuáles son los nutrientes que su cuerpo realmente
quiere y en qué medida. Entonces tenemos que elaborar una dieta
régimen para nosotros y nuestra familia para que comamos más saludablemente. Nosotros
debe reducir todos los alimentos que son dañinos: los carbohidratos,
las grasas, los azúcares, realmente no los queremos, e incorporamos
alimentos que pueden mejorar nuestra salud.
Esto suena demasiado sermoneador, lo sé. Pero ese es el único respiro que tenemos
tener. Si seguimos comiendo Oreos, nunca obtendremos mejor.
Pero hay esperanza. La esperanza radica en el hecho de que hay muchos alimentos fuera
allí que son tan sabrosos como esos desagradables alimentos chatarra, pero todavía no
saber sobre ellos. Estos son los alimentos que aún no conocemos, probablemente no nos preocupan por ellos o porque no sabemos cómo
prepararlos, pero un buen libro de cocina saludable podría ayudarlo a
comprender varias formas interesantes de cocinar de manera saludable. Incluso con
el mismo tipo de dieta que comes, puedes evocar algunos deliciosos
platos saludables. Sí, todo es muy posible. Puede modificar su hábitos alimenticios en gran medida, mientras que al mismo tiempo se cuidan
tu paladar.

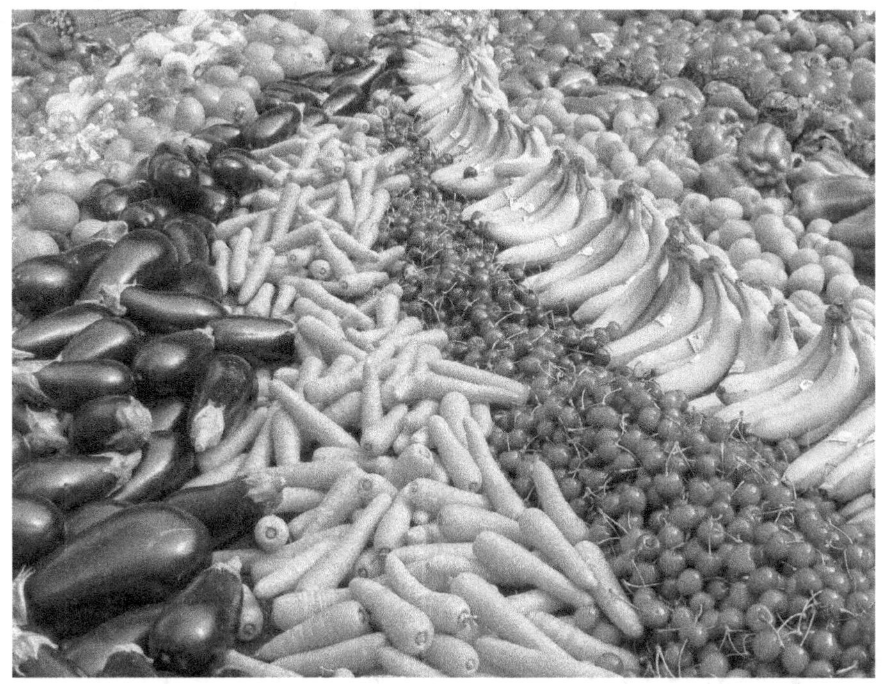

\- 12 -

El hecho es que la industria de la pérdida de peso es responsable de una manera muy
camino significativo hacia esta caída de la raza humana desarrollada.
Necesitan seguir vendiendo sus Atkinses y Jenny Craigs and Zones
y Medifasts y por esa razón los medios nunca te dicen cómo
realmente puede tomar las cosas en sus propias manos. Nos muestran ostentosos
fotos de antes y después de un chico con un pannus de un pie de largo y luego el
el mismo chico con abdominales perfectos y decirnos que la dieta hizo que
posible.
Pero el hecho es que si tuviéramos que tomar las cosas en nuestras propias manos, podríamos
hacerlo muy fácilmente, sin necesidad de gastar miles de dólares

en conseguir esas dietas. Y que tenemos que hacer? Dos cosas básicas: -

➤ Controle lo que comemos.

➤ Disfrute del ejercicio físico.

Ahora, ¿es demasiado para hacer? ¿No le debemos eso a nuestro cuerpo que ha

nos sirvió tan bien todos estos años? ¿No nos debemos eso a nosotros mismos y

¿nuestras familias?

A lo largo de este eBook veremos cómo podemos comer bien y Generalmente modificamos nuestra dieta con el fin de mejorar nuestras vidas. Y que nosotros

puede hacer de una manera muy significativa.

- 13 -

Capítulo 3:

¿Qué es una dieta ideal?

- 14 -

Resumen

Comer bien es fundamental. Necesitas saber para que es la dieta ideal
ese.

- 15 -

¿Qué es una dieta ideal?

En realidad, nadie puede señalar qué dieta ideal
exactamente lo es. Ahora, si le preguntaras a alguien qué es una dieta saludable,
que podría responderse fácilmente. Pero para conocer una dieta ideal,

Necesito ver al propio individuo. Las dietas ideales están muy relacionadas con la
tipo de estilo de vida que lleva la persona, su edad, su género, su nivel de
actividad física durante el día e incluso su región geográfica y clima.
Lo primero que debe responderse aquí es el nivel de calorías que cualquier persona debe tomar. Esto, por supuesto, varía de persona a persona,
principalmente en función de su nivel de actividad física. La siguiente tabla
muestra diferentes tipos de personas, caracterizadas por varias cosas, y
la cantidad de calorías que necesitan durante el día, lo que constituyen una dieta ideal para ellos.

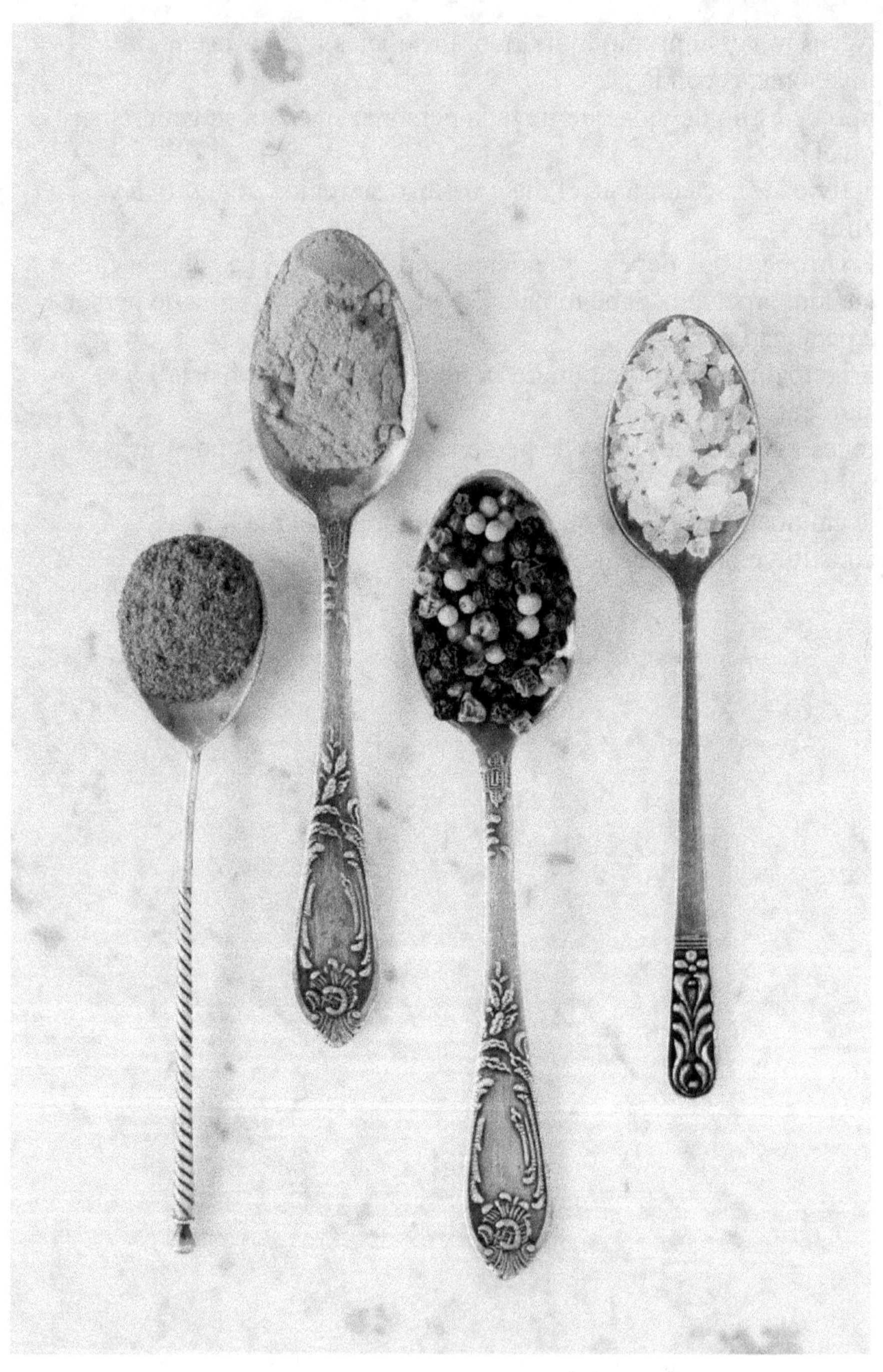

Personas y estilo de vida

Calorías requeridas por día
Hombres que llevan una vida sedentaria
2,300
Hombres involucrados en alto nivel físico
actividad
3200
Mujeres que llevan una vida sedentaria
2.000
Mujeres involucradas en alto nivel físico
actividad
2500
Mujeres embarazadas
2500
Las mujeres en período de lactancia
3000
Bebés hasta un año
50, por cada libra de cuerpo
peso

- dieciséis -
Niños entre 1 y 10 años 1.000 - 2.000
Chicos adolescentes
2000 - 2500
Muchachas adolescentes
1500 - 2000
La dieta ideal depende de una persona a otra, pero hay algunas similitudes que se aplican a todas las personas: -
→ La dieta debe tener suficientes carbohidratos, pero no un exceso de ella. El exceso de carbohidratos puede causar la acumulación de glucosa en el
cuerpo.
→ Los alimentos fritos en aceite deben utilizarse mínimamente. Debería haber solo
una porción de comida frita por día, si es que lo hace.
→ Las verduras verdes deben ser parte de la comida. La regla general es

que los alimentos con mejores colores son más nutritivos, aunque hay

Hay algunas excepciones en ambos sentidos. es decir, hay alimentos sin

colores que son nutritivos (por ejemplo, repollo) y alimentos con colores que no lo son (hay una lista muy larga de ellos).

→ Deben preferirse las carnes magras. Es muy dañino tener un comida que está cargada de alimentos no vegetarianos pero no está equilibrada

con vegetales.

→ La cocción debe ser suficiente y debe conservar el natural sabores de los alimentos. Aunque las especias hacen que los alimentos sepan mejor,

también destruyen algunos nutrientes y, por lo tanto, deben usarse con tacañería.

→ Deben evitarse por completo los materiales sintéticos.

- 17 -

Capítulo 4:

Beneficios de comer bien

- 18 -

Resumen

Aquí está toda la motivación que necesita para seguir comiendo de manera saludable.

- 19 -

Beneficios de comer bien

Vamos a sumergirnos directamente en el tema.

Te hace más saludable

Podríamos escribir un compendio completo sobre los beneficios para la salud de comer bien y aún así no cubriría los beneficios que realmente existen.

El beneficio más significativo es que puede controlar su peso.

Al comer bien, también se asegura de que su metabolismo funcione:

más notablemente su sistema inmunológico y su sistema digestivo - mantenga

trabajando bien. También está protegido de diversas enfermedades crónicas,

directamente de enfermedades cardiovasculares como la aterosclerosis y la sangre alta

presión a la diabetes.

Más dinero para ti

Comer sano significa gastar mucho menos. Tus facturas en el

Los supermercados se reducen drásticamente y no se sumerge más en

deuda de tarjeta de crédito si eso ya es un problema con usted. Además, guarda un

gran paquete en todos los gastos de atención médica que necesitaría si los hubiera

el problema surge debido a sus hábitos de atracones de comida.

Alimentos menos tóxicos en su cuerpo

Hoy en día, muchos alimentos son tóxicos debido a los químicos sintéticos presentes.

en ellos. Cuando intenta comer bien, es mucho menos probable que

introducir estas toxinas en su cuerpo porque uno de los principios básicos de

comer bien es que no debes comer nada que sea sintético. También,

- 20 -

cuando coma menos, también podrá reducir vicios como tabaquismo y alcoholismo. Un vaso de cerveza es casi sinónimo de noche con los chicos. Cuando comes menos, no querrás la cerveza también. Del mismo modo, no querrá que uno (o más) humo obligatorio que suele tomar después de cada comida completa.

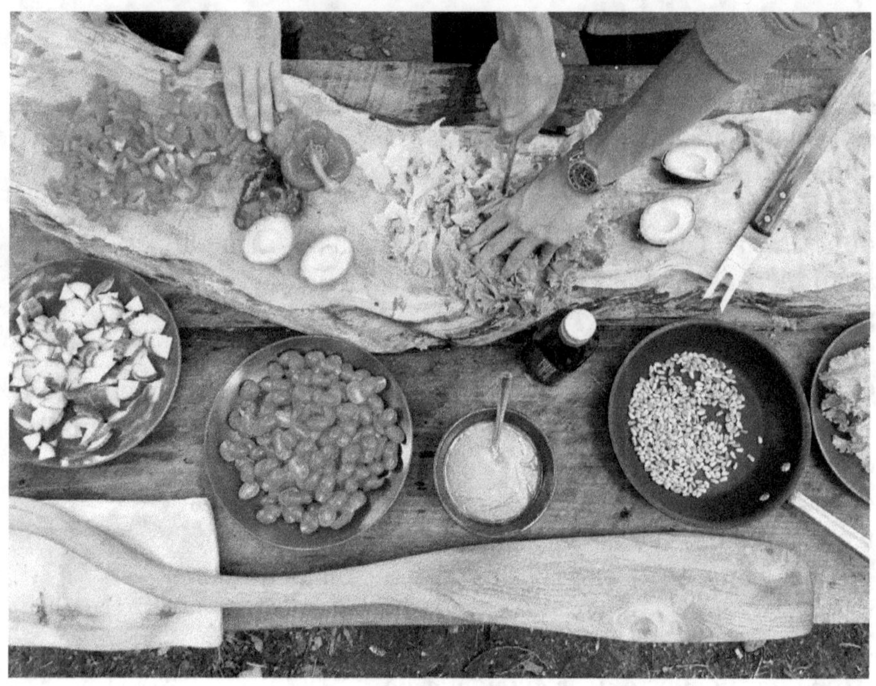

Estilo de vida más activo
Cuando coma mejor, descubrirá que puede hacer su trabajo en un mucho mejor manera. Puede hacer más ejercicio, viajar más, jugar más,
trabajar más y así hacer su vida más productiva. Que seguro late ser un vagabundo gordo y holgazanear en el sofá todo el día,
¿no es así? También puedes involucrarte más con tus amigos y familiares.
y eso sin duda enriquece tu vida.
Mejor vida social
Olvídese del feederismo y el fetichismo de la grasa, las personas con sobrepeso
no se vea atractivo. Existe un fuerte tabú social sobre el peso en

los lugares equivocados del cuerpo humano. Si está tratando de encontrar un
socio, su flacidez literalmente podría interponerse en el
camino. No solo eso, gente
que no pueden controlar sus hábitos alimenticios y, por lo tanto, su peso es
vista por la sociedad como personas que no pueden controlar su
impulsos básicos. Este tipo de psicología existe, aunque muy pocos
la gente hablará de ello. Cuando coma bien, encontrará que
los problemas desaparecen.

- 21 -

Capítulo 5:

Bajar de peso comiendo bien

22

Resumen

La mayoría de los que han descargado este eBook querrán leer sobre
esta parte. Así que aquí va: ¿cómo se pierde peso comiendo bien?

- 23 -

Bajar de peso comiendo bien

Puede encontrar fácilmente mucha información sobre comer bien para perder su
peso. Pero hay algunas cosas que son más importantes que la comida en sí. Abordemos esas cosas primero. Sin estos tu peso la pérdida sería un esfuerzo en vano.

Motivación

Nadie puede perder peso de manera efectiva sin la motivación adecuada.

Tienes que tener algo en mente como objetivo; eso es lo que mantiene
usted determinó. Este objetivo podría ser la necesidad de verse mejor (lea,
más delgado), o para ser más saludable, o para ser más activo físicamente, cualquier cosa.
Entonces tienes que poner tu mente en este objetivo. Este es el objetivo que
tengo que pensar. Cuando esté seguro de a dónde quiere ir
alcance, puede trazar su camino de una manera mucho mejor.

Apoyo y aliento

Aunque hay personas que han perdido peso por sí mismas,
las cosas se hacen mucho más sencillas si tienen familiares y amigos para
apoyalos. Deben seguir alentándolos, no ridiculizándolos.
ellos, y luego el sistema funciona. Hay gente que ha perdido
peso solo porque pueden ser más productivos en su vida familiar.
Esta puede ser una sensación muy fuerte y puede funcionar mucho
para perder peso.
También es muy eficaz si puede seguir un programa de pérdida de peso con
alguien más. Incluso una pequeña ventaja competitiva ayuda. De hecho,

- 24 -

la competencia puede funcionar bien. No hay nada mejor que la necesidad de
muéstrale a alguien que puedes hacer algo.
El régimen alimenticio real viene más tarde.
Ahora, no se deje llevar por las diversas modas alimentarias que ve en el
Internet. Estos no son absolutamente necesarios. Lo que necesitas es tu
determinación propia y cierto esfuerzo para elegir los alimentos adecuados.
Es mejor preparar un plan de salud completo y ceñirse a él. Vas a
encuentre uno de esos planes de salud aquí: -

Si está buscando un plan para un niño, aquí hay un buen recurso: -

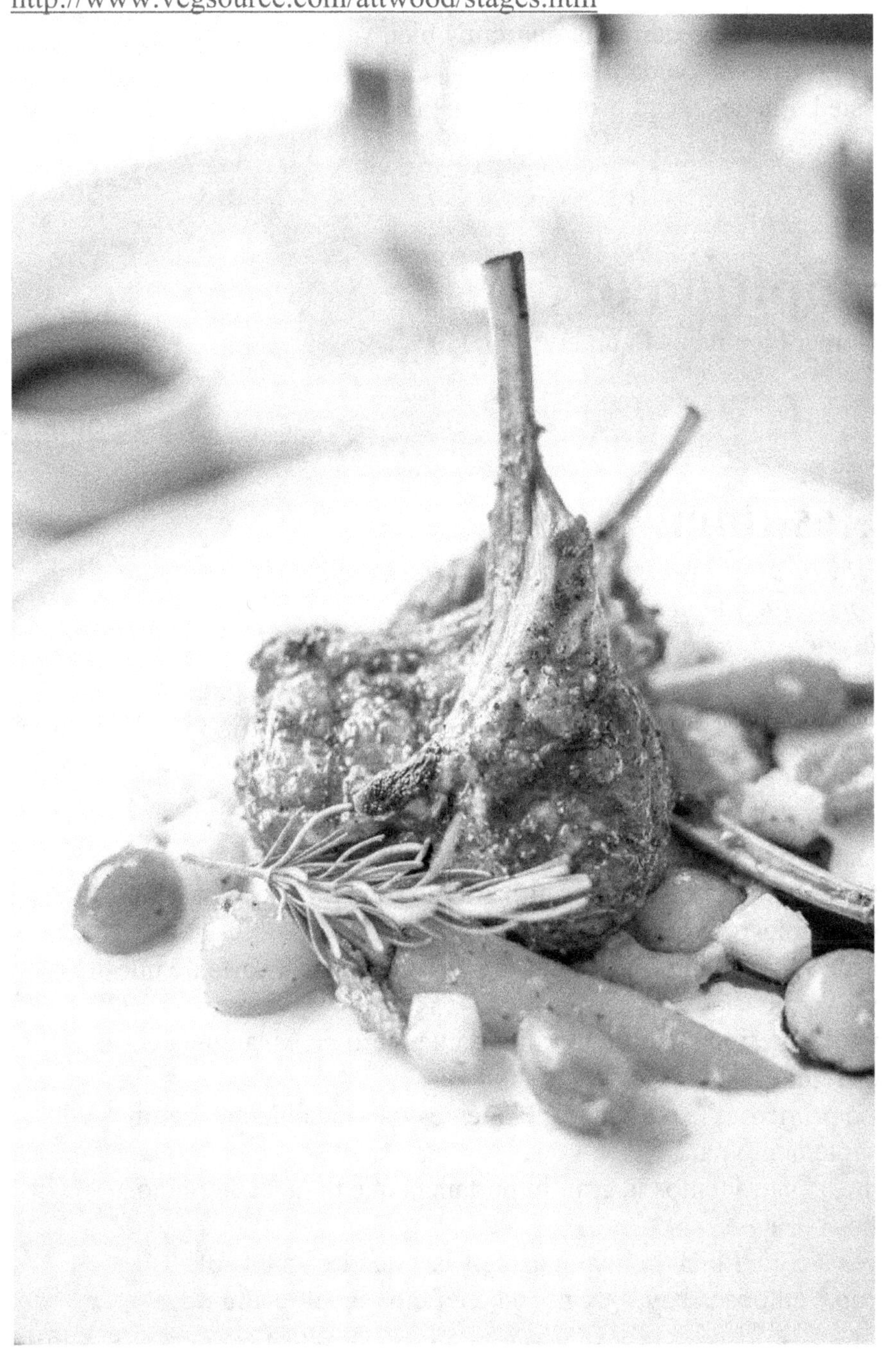

Estas dietas pueden funcionar muy bien y no necesitará una dieta de moda para ayudar
usted. Puedes ser tu propio gurú del fitness.

- 25 -

Capítulo 6:

Comer bien no es lo único

- 26 -

Resumen

*Hay otras cosas que necesita para llevar una vida completa. Simplemente comiendo
lo correcto no es suficiente.*

- 27 -

Comer bien no es lo único

Debes haber escuchado una y otra vez lo importante que es Complemente sus hábitos alimenticios con otros estilos de vida saludables.

aspectos para enriquecer tu vida. La dieta es una parte de nuestras vidas, un

también es una parte muy importante, pero no es la única cosa. El ejercicio es el

Lo primero que me viene a la mente cuando hablamos de un suplemento para

dieta. Ya sabemos la gran importancia que tiene el ejercicio físico. Si

vas a comer bien pero aun así te vas a quedar en un sofá

papa, entonces hay muy poco beneficio que obtendrá de

sus hábitos alimenticios recientemente mejorados.
Hay varias otras cosas similares que tenemos que complementar con
nuestros hábitos alimenticios y ejercicio correctos. Aquí hay una lista.

Actitud positiva
Es probable que una persona que siempre es optimista y entusiasta acerca de la vida lo haga
mejor en todos los ámbitos de la vida. La actitud positiva es muy importante
elemento de bienestar.

- 28 -

Capítulo 7:

Gestión de alimentos, familiares y amigos

- 29 -

Resumen

A veces, sentimos que estamos descuidando a nuestra familia y amigos cuando
estamos tratando de hacer algo por nosotros mismos. Aquí es donde el sentimiento de
la vanidad interviene.

- 30 -

Gestión de alimentos, familiares y amigos

Mucha gente acaba pagando mucho más de lo que espera cuando entran en un programa de alimentación saludable. Estas son las cosas que tengo
Escuchó:-
"Comencé un programa de alimentación natural para mis hijos en casa, y ahora

ódiame por eso ". - Ama de casa con tres hijos.

"¿Hice algo mal? Mi esposo piensa que soy más obsesiva

sobre mi cintura de lo que soy sobre él ". - Esposa de 20 años.

"Me perdí una invitación a una fiesta porque pensaron que no querría

la tentación de venir a mi camino ". - Un hombre de mediana edad que va a la oficina.

Estas cosas son muy naturales. Entramos en un programa dietético y luego

esas cosas pasan. Lo primero que hay que superar es la burla de personas que nos rodean. Sí, hay gente que se burlará de ti si empiezas

una dieta. Pero luego, debemos recordar que hay mucha más gente ¿Quién se burlará de nosotros si no nos ponemos a dieta y seguimos acumulando esos

libras.

El segundo problema es que la persona que tiene una alimentación saludable

La rutina querrá que otras personas a su alrededor también se involucren. Mujeres

Intentará influir en las otras personas de su familia para que coman más saludablemente.

también, y los hombres intentarán hacer eso cuando estén entre su grupo de

amigos. Ahora, debes darte cuenta de una cosa. Incluso tú no estabas en esto

plan de alimentación saludable hasta que esté completamente convencido de ello. No lo hiciste

empezar de inmediato, ¿verdad? Te tomaste tu tiempo. Fue solo cuando

- 31 -

se dio cuenta de que tiene que cuidar su salud

¿Empezaste a tomarte las cosas más en serio? Pero ahora que tienes

comenzó su programa de alimentación saludable, no debe esperar que otros

entra en él de inmediato también. Se tomarán su tiempo, si es que deciden
para seguir comiendo sano. Haga todo lo posible para convencerlos explicándoles
los beneficios para la salud que obtendrían y todos los demás beneficios que obtendrán
tienen cuando empiezan a comer sano. Pero no empieces a alimentar a la fuerza
ellos esos brotes todavía.
Una cosa más es que las personas que están en un programa de alimentación saludable
tienden a darle más importancia de lo que realmente es. Ellos van a
Quisiera que todos sepan qué sacrificios alimenticios supremos están haciendo.
Le dirán a todos que se saltan comidas y solo comen
cosas que se consideran saludables, etc. Pero esto podría ponerlo fuera de algunos círculos sociales. Es posible que tus amigos ni siquiera te llamen
la próxima vez que vayan a Taco Bell. En cambio, el mejor enfoque
sería hacerles saber a tus amigos que te sueltas el pelo una vez en un tiempo, lo que debes hacer realmente para evitar el estrés. De esa manera,
no se preocuparán mucho por sus hábitos alimenticios.

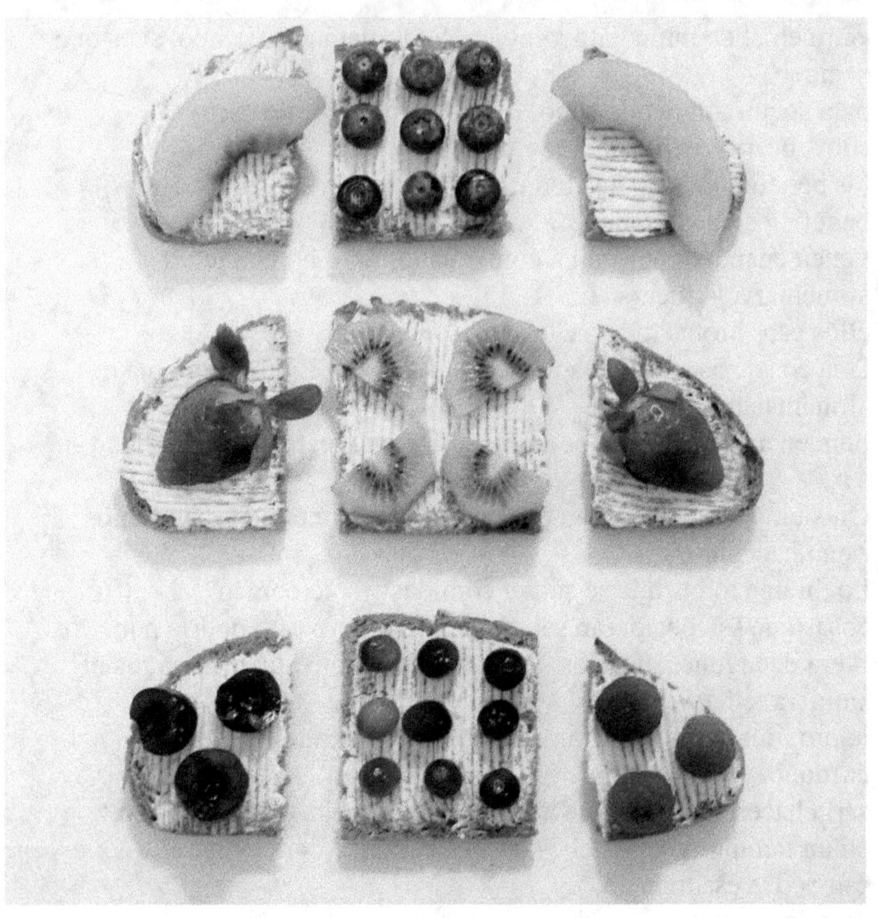

- 32 -

Capítulo 8:

Tus motivaciones para comer bien

- 33 -

Resumen

*Necesita la motivación adecuada para cualquier cosa que haga, más aún si está
tratando de entrar en un programa de alimentación saludable difícil.*

- 34 -

Tus motivaciones para comer bien

Para la mayoría de las personas es difícil entrar en un programa de
alimentación saludable. Tú
he estado comiendo todos esos alimentos fritos y bombeando todas
esas coques y
cervezas durante tanto tiempo que incluso pensar en darles
todo puede ser una pesadilla. De hecho, la mayoría de la gente no
piensa en
comer sano debido a esta paranoia asociada con la dieta. Ellos
no creo que puedan sobrevivir. Pero, por supuesto, no es necesario
Sea tan insoportable consigo mismo desde el principio. Empieza
lento, baja
un tipo de comida a la vez. No necesariamente tienes que detenerte
todo lo que come si puede reducir la cantidad y la frecuencia.
Alternativamente, puede comer sano durante la semana y tener un
pequeño banquete para una de sus comidas de fin de semana. Estas
son algunas formas de
evitar el confinamiento de la alimentación saludable, pero aun así
la gente necesita
motivación.

Tenga siempre una meta en mente

Cuanto más fuerte sea tu objetivo, más motivado estarás. Esta
meta
podría ser cualquier cosa: desea verse mejor antes de una próxima
reunión social
evento, quiere sentirse mejor, quiere ser más activo y
enérgico, quiere hacer cosas que no puede hacer debido a su
peso, quieres seguir viviendo una vida sana, o simplemente que
quieres
para mostrarle a un amigo que te ridiculizó! Lo importante es que
tu

debe tener este objetivo en mente y luego usarlo como su
factor motivador.
Decide que no te rendirás

- 35 -

Si toma una resolución a la que no renunciará, le resultará más difícil
para desviarse de su régimen de alimentación saludable. Si es posible, haz esto
resolución frente a su familia, amigos o compañeros de trabajo.
Esto ayuda porque siempre que tenga la tentación de comer algo
insalubre, recordará su resolución y se detendrá.

Elige un pasatiempo difícil

Podría intentar interesarse en algo que sea difícil
para que lo haga en este momento, pero será más fácil una vez que su cuerpo esté
en mejor forma. Nadar y bailar son buenas opciones. Estos
Las actividades pueden mantenerte muy interesado si las pruebas una vez, pero
Necesitarás ponerte en mejor forma para hacerlas bien. La parte divertida es
que cuando nadas o bailas, ¡automáticamente estás perdiendo peso!

Consiga un socio

Esta es la mejor motivación que puede obtener. Consiga a alguien más con un
Problema similar para iniciar el programa de alimentación saludable contigo. los
dos de ustedes se animarán mutuamente. Incluso podrías
compiten entre sí y comprueben quién lo está haciendo mejor. Esta
ayuda porque no estás solo en esta misión; tienes compañía.

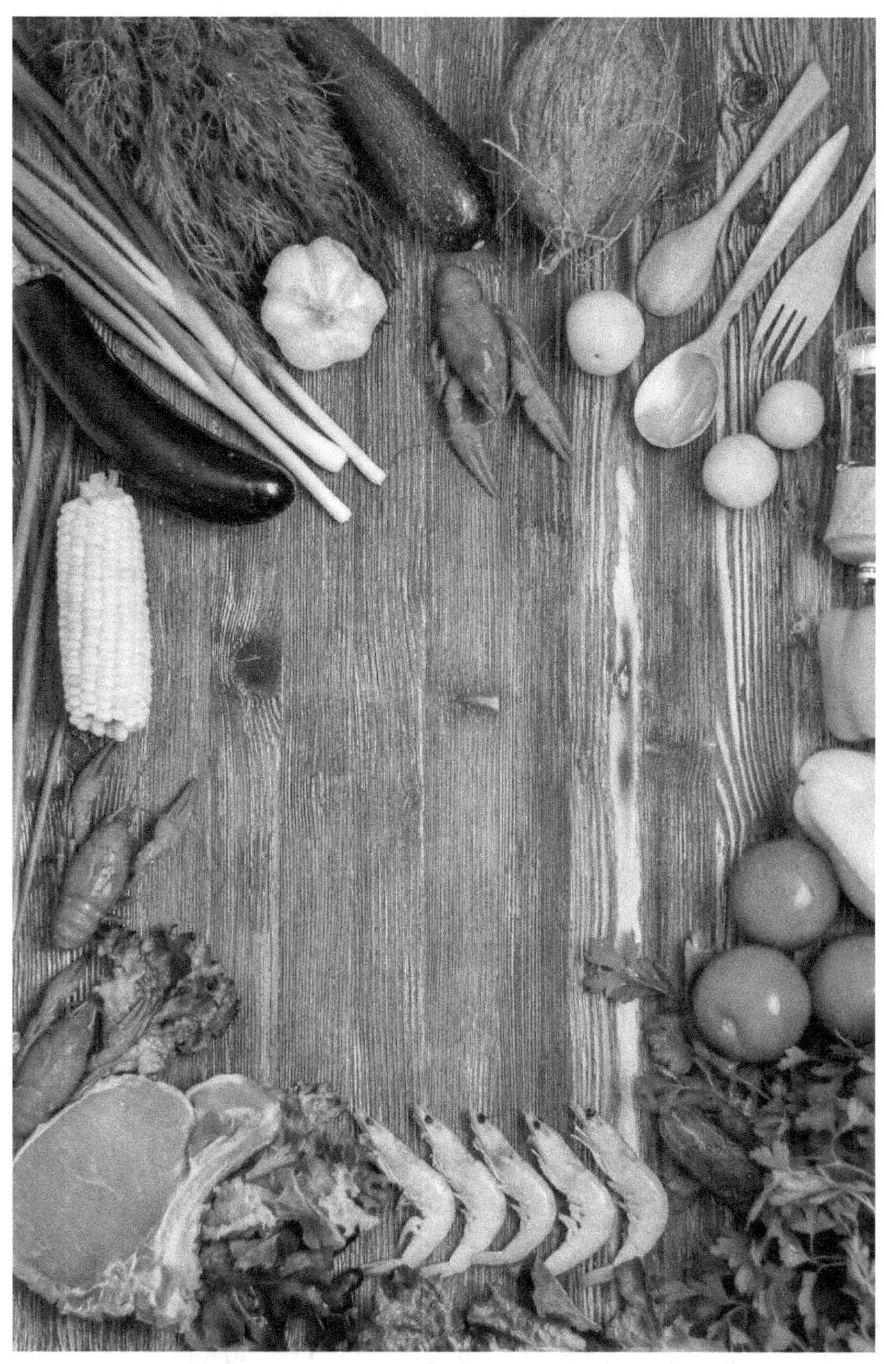

- 36 -

Capítulo 9:

Cómo no volverse obsesivo por comer bien

- 37 -

Resumen

Debemos comer bien, pero ¿hasta qué punto? ¿Hasta dónde podemos llevar esto?

- 38 -

Cómo no volverse obsesivo con la comida
Correcto

Es importante comer bien, pero también es importante no volverse obsesivo con eso. Ahí es cuando comienzan los problemas.

La obsesión por comer bien puede provocar varias complicaciones. Tú

podría estresarse indebidamente varias veces. Cuando estas estresado

, liberas una hormona conocida como cortisol. Esto tiene un efecto adverso

efecto en el cuerpo. El cortisol ralentiza los procesos metabólicos del

cuerpo y por lo tanto el problema del peso se agrava mucho.

Esta es solo una de las razones por las que no debe obsesionarse con la comida.

derecho. También existe el problema de que podría estar privando a su cuerpo

de la cantidad requerida de nutrición al reducir drásticamente su comida

consumo. Es posible que no obtenga las vitaminas que su cuerpo
necesita.

desarrollarse adecuadamente y eso podría ocasionarle problemas
con la dieta.

enfermedades por deficiencia. Además, la nutrición deficiente
puede causar anorexia, un

condición que puede abrir toda una Caja de Pandora de dolencias
de salud.

Luego está el aspecto social a considerar. Consciente o
inconscientemente,

es posible que esté atormentando a otras personas con sus
obsesiones por la comida mientras

he visto antes.

Por lo tanto, es importante que no lleve su hábito de alimentación
correcto

lejos de que se convierta en una obsesión. Está haciendo esto para
administrar su

vida, pero no dejes que controle tu vida.

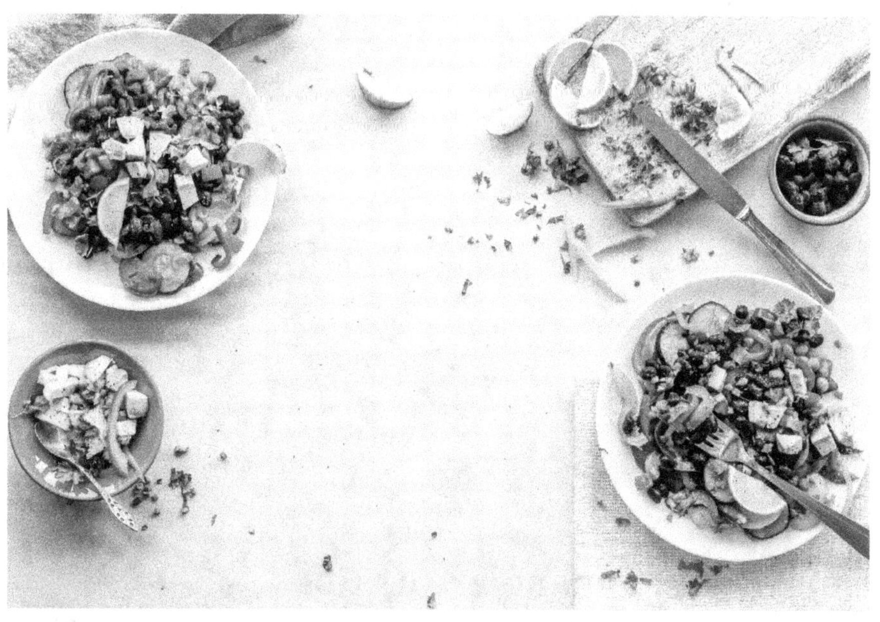

- 39 -

La mejor manera es darse un capricho de vez en cuando. Déjate llevar

ese día de la semana. Lleva a tu familia contigo. Esto podría ser un Cena del domingo. Este es el día en que tu familia sabe que te permites

para comer cualquier cosa. Disfrute de una comida gloriosa ese día, principalmente como recompensa por

mantenerse al día durante la semana. De hecho, si toma esto de la manera correcta

espíritu, cada domingo podría ser una especie de festival para ti. No te estreses demasiado y no se convertirá en una obsesión. Hay varios ejercicios de respiración y control mental que puedes usar. Haz tu mente más saludable junto con tu cuerpo. Esto es lo mejor

manera de evitar que el estrés asole tu espacio mental. Usted puede aprender estos ejercicios de los diversos programas de fitness que se muestran en

televisión y también de varios videos en lugares como Youtube.

- 40 -

Capítulo 10:

Comer bien y manejar su vida

- 41 -

Resumen

Come bien, vive bien.

42

Comer bien y manejar su vida

Cuando coma bien por un tiempo, encontrará que automáticamente las cosas

empezar a caer en su lugar. Tu vida de repente se vuelve mucho mejor y
ves que empiezas a controlarlo. Y todo esto pasa
porque ahora ha tomado el control de sus hábitos alimenticios.
Lo más importante es que debes mantenerte
motivado. Probablemente tu
comenzó con un programa de 'comer bien' porque tenía algo extra
libras en su cuerpo. A través de sus constantes esfuerzos, ahora
logró superar esa situación. Tu cuerpo esta mucho mejor
forma ahora. Pero eso no significa que pueda empezar a atracones de comida
ahora. Tienes que continuar con tu régimen de alimentación saludable. Solamente
entonces experimentará sus verdaderos efectos en el manejo de su vida.
Si sigue un programa de alimentación saludable durante dos meses seguidos,
te quedarás de por vida. Es un hecho. Por lo tanto, son solo esos dos
meses que tienes que mantenerte enfocado. Encontrarás que los beneficios
que obtenga dentro de esos dos meses lo mantendrá enganchado a la
programa para siempre.
Leer libros, mirar videos, investigar en Internet, descubrir situaciones
y ejemplos de personas que han controlado sus vidas gracias a moderando sus hábitos alimenticios. Encontrarás mucha inspiración en
estas historias y querrás implementarlas en tu vida también.
Entonces, quédate en eso. Si está buscando mejorar la forma en que administra
tareas físicas o desea mejorar su resistencia o simplemente quiere perder
algo de peso no deseado, comer bien es la forma de hacerlo. Vas a

poder obtener todos estos beneficios y, lo más importante, será
capaz de pasar más tiempo de calidad con su familia y
amigos. Este es
lo que realmente te ayudará a administrar tu vida y hacerla más
significativo, si nada más.

44

Conclusión

*Manejar tu vida está en tus propias manos. Comer bien es uno de
los mejores*
formas de hacerlo.
Ahora sabes lo que eso significa para ti.
*Continúe y elabore un programa de alimentación saludable para
usted hoy.*

¡¡¡Todo lo mejor para usted!!!